OBSERVATION

D'ANGINE COUENNEUSE

PHARYNGO LARYNGIENNE

COMPLIQUÉE

D'EMPHYSÈME PULMONAIRE,

PAR G. PEYRAUD,

Médecin suppléant de l'Hôtel-Dieu de Lyon.

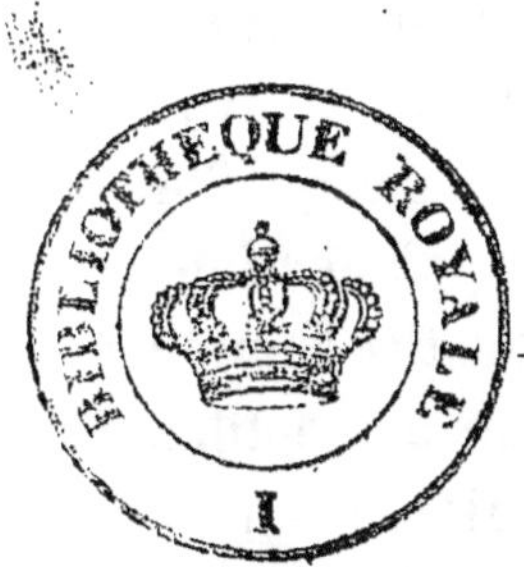

LYON,

IMPRIMERIE DE POMMET, RUE DE L'ARCHEVÊCHÉ, 3.

1842.

OBSERVATION

D'ANGINE COUENNEUSE PHARYNGO-LARYNGIENNE,

COMPLIQUÉE

D'EMPHYSÈME PULMONAIRE.

—

Lorsque l'illustre auteur de l'*Auscultation médiate* fixa pour la première fois son attention sur l'emphysème pulmonaire, cette altération remarquable du parenchyme des poumons, qui jusqu'à lui avait été complettement inconnue aux anatomo-pathologistes, lui parut, et avec raison, une découverte d'autant plus précieuse qu'elle devait donner la clef d'un grand nombre d'affections jusqu'alors regardées comme *nerveuses*, c'est-à-dire comme indépendantes de toute altération organique perceptible à nos sens, et principalement de l'asthme. Mais Laënnec était doué d'un esprit trop judicieux pour ne pas s'apercevoir promptement que beaucoup trop d'asthmatiques ne présentaient pas le moindre vestige d'emphysème, pour qu'on pût faire de cette lésion le caractère anatomique de cette maladie. Il se contenta donc de décrire l'emphysème pulmonaire comme une affection essentielle et idio-pathique des poumons, compagne fréquente du catarrhe sec. Le même esprit a continué à inspirer les auteurs qui ont écrit après lui sur cette affection, et depuis lors, l'emphysème pulmonaire est classé dans le cadre nosologique des affections de poitrine, au même rang que la pneumonie, le catarrhe ou même la phthisie.

Mais depuis quelque temps l'histoire de l'emphysème pulmonaire paraît entré dans une phase nouvelle. Ce n'est plus comme lésion essentielle, cause primitive et nécessaire de tous les symptômes observés pendant la vie, qu'il convient de l'étudier, mais au contraire, comme lésion secondaire, suite forcée et inévitable de beaucoup d'états pathologiques auxquels il est subordonné, et qu'il importe avant tout de combattre et de détruire, pour pouvoir espérer ensuite d'en obtenir la guérison. Cette manière de considérer l'emphysème pulmonaire lui fera nécessairement perdre beaucoup de son importance primitive et s'il est prouvé qu'un obstacle puissant apporté à l'exercice de la respiration peut le produire, qu'une décomposition du sang et des fluides blancs de l'économie, produite pendant la vie par un affaiblissement organique et vital tel que celui qui succède aux hémorrhagies et quelquefois à la gangrène d'une partie importante du corps, peut donner lieu à un développement spontané de gaz dans le parenchyme pulmonaire, il faudra bien renoncer à faire de l'emphysème le caractère anatomique d'aucune maladie, quelle qu'elle soit, car qu'est-ce qu'un caractère anatomique qui appartient en même temps à plusieurs affections différentes? Or, d'une part, M. Alph. Devergie dans un article inséré dans les *Annales d'Hygiène et de Médecine légale* (avril 1841), a prouvé qu'on rencontrait constamment l'emphysème pulmonaire chez les sujets morts d'asphyxie, et l'a par conséquent établi comme caractère anatomique constant de ce genre de mort violente. D'une

autre part, **M.** le docteur Cazalas, médecin de l'Hô-
pital Militaire de **Lyon**, a présenté à la Société médi-
cale d'émulation de cette ville, une observation remarquable d'emphysème des poumons et de tout le tissu
cellulaire du reste de l'économie, survenu sur la fin
d'une dysenterie chronique. Notre savant confrère a
paru l'attribuer à une rupture de quelques vésicules bronchi-
ques produite par un effort pour aller à la selle, mais ceux
qui liront son observation dans le recueil des mémoires de
la Société, seront plutôt tentés de l'attribuer à une produc-
tion spontanée de gaz, suite d'une décomposition du sang
amenée par l'affaiblissement graduel de la vitalité chez
ce malade. Enfin, l'observation suivante fournira un
exemple d'emphysème pulmonaire consécutif à une angine couënneuse, et les réflexions dont je la ferai suivre,
démontreront, je l'espère, qu'il doit en être une suite
beaucoup plus fréquente qu'on ne le croit, et que l'importance exclusive qu'on a jusqu'à présent attachée aux
lésions du larynx et de la trachée artère dans cette ter-
rible maladie, a dû seule empêcher les observateurs de
signaler plus fréquemment à l'attention des médecins
cette complication fâcheuse et qui n'ajoute pas peu à la
gravité du pronostic.

Voici le fait qui m'a suggéré ces réflexions.

Le 11 juin 1840, je fus appelé chez **M.** Duval pour
donner des soins à sa fille âgée de trois ans et demi.
Cet enfant d'un tempérament lymphatique, d'une cons-
titution frêle et délicate, avait fait six mois avant cette
époque, et à Paris, séjour habituel de ses parents, une
grave maladie que le professeur Jules Cloquet avait dit
être une fièvre éruptive dont l'éruption n'avait pu se
faire. Après avoir été à cette occasion dans le plus grand

danger, elle s'était enfin parfaitement rétablie, et amenée à Lyon dans le commencement de mars, elle s'était très-bien portée depuis lors.

Le 10 juin, sa mère l'ayant menée avec elle au bain, remarqua qu'elle n'y avait pas sa gaîté ordinaire, le reste de la journée l'enfant se plaignit d'un léger mal de tête.

Le 11, à la céphalalgie se joignirent quelques vomissements d'un liquide glaireux et spumeux, la fièvre s'alluma, la peau devint sèche et brûlante, fortement injectée surtout à la face, et présenta presque une apparence erythémateuse. Je crus qu'une scarlatine allait se développer, mais le 12, cette appréhension se dissipa par la disparition de tous ces prodrômes, hors la fièvre qui persista pendant plusieurs jours, s'accompagnant d'une petite toux sans expectoration.

Le 16 juin, Mme Duval m'ayant fait observer que sa fille n'avait pas pris de contre-vers depuis long-temps, malgré le conseil qu'avait donné M. Cloquet d'en faire prendre régulièrement tous les mois, l'enfant présentant d'ailleurs une dilatation assez grande des pupilles et donnant une odeur forte par la bouche, je lui prescrivis trente-grammes d'huile de Ricin à prendre en une dose. Il en résulta quatre ou cinq selles.

Mais un mal de gorge dont l'enfant s'était déjà plaint la veille s'exaspéra tout-à-coup. La respiration devint courte et anxieuse et s'accompagna d'un râle muqueux trachéal qu'on entendait à une grande distance. La gorge examinée en abaissant la langue au moyen d'une cuiller se montra très-rouge ainsi que les amygdales qui étaient tuméfiées et offraient en quelques points des parcelles de membranes d'apparence couënneuse. Le pouls était petit et accéléré. Je fis appliquer des sinapismes aux jambes, un vésicatoire à chaque bras; je prescrivis un looch blanc avec addition d'un peu de sirop de thridace. Cet état d'anxiété se prolongea jusqu'à une heure de la nuit, après quoi l'enfant s'endormit, mais d'un sommeil agité.

Le 17 juin j'appelai M. le docteur Viricel en consultation. Les symptômes avaient la même intensité. Les parcelles couënneuses ne se bornaient plus aux amygdales, mais s'étendaient à toute la muqueuse de l'arrière-gorge qui était d'un rouge foncé. La respiration s'accompagnait toujours du même râle muqueux dû au passage de l'air à travers des glaires filantes dont la bouche et le gozier étaient toujours pleins. Le pouls était moins accéléré que la veille.

La prescription fut : 1° de toucher fréquemment l'arrière-gorge avec un pinceau imbibé du collyre suivant : R. borax, 40 centigrammes, alun, 50 centigrammes, jaune d'œuf n.° 1; infusion de coquelicots, q. s. pour un collyre de 100 grammes. — 2° Administration immédiate de 20 centigrammes d'ipécacuanha en deux doses. — 3° Application à la partie inférieure et antérieure du col d'un emplâtre vésicatoire de forme allongée.

L'ipécacuanha détermina des vomissements abondants de glaires entraînant des débris couënneux dont aucun n'était assez considérable pour mériter le nom de fausse membrane. Cependant cela suffit pour soulager l'enfant dont la respiration devint tout de suite moins bruyante, et qui put rester levée quelques instants.

Le soir, à huit heures, retour du paroxysme de dyspnée. Les glaires étaient plus abondantes que jamais dans la bouche, dont la petite malade ne voulait plus se laisser toucher le fond avec le collyre astringent. L'ipé-cacuanha administré de nouveau à la dose de 20 centigrammes ne produisit aucun effet. Je prescrivis alors une solution de 20 centigrammes de tartre stibié dans 90 grammes d'eau distillée, à prendre par cuillerées à café toutes les cinq minutes. Après quelques cuillerées, des vomissements eurent lieu, et l'enfant rejeta des glaires abondantes entraînant de nombreuses parcelles de membranes couënneuses, et quelques gouttes de sang. Les vomissements durèrent jusqu'à quatre heures du matin. Dans les intervalles, l'enfant s'endormit, mais pour un temps très-court.

Le 18 au matin, quoique l'état de la gorge ne parût pas empiré, l'agitation et l'anxiété étaient excessives. L'enfant ne restait pas une seule minute dans la même position, et à chaque instant voulait sortir de son lit ou y rentrer si elle se trouvait sur les bras de sa mère. M. le docteur Viricel conseilla de revenir à la solution de tartre stibié, qui ne détermina pas de vomissements mais plusieurs selles jaunâtres abondantes. L'anxiété augmenta et s'accompagna de défaillance. Le pouls devint filiforme, la paleur de la peau cadavérique A cinq heures du soir, la malade expira sans agonie ayant conservé sa connaissance et ses petites volontés jusqu'au dernier moment.

La famille ayant désiré qu'on l'embaumât pour pouvoir reporter son corps à Paris, je ne pus faire l'autopsie complète. Cependant je constatai les lésions suivantes, trente-six heures après la mort.

Ayant pratiqué une incision sur la ligne médiane et antérieure du col, depuis le menton jusqu'à la partie supérieure du sternum, incision qui divisa les muscles de la base de la langue , je trouvai la muqueuse qui tapissait le voile du palais , la luette et les amygdales' d'un rouge noirâtre , présentant çà et là des débris de la couche couënneuse jaunâtre qui l'avait tapissée pendant la vie. Les amygdales gonflées , ramollies , laissaient suinter un liquide séreux quand on les serrait entre les mors de la pince. Les piliers du voile du palais encore entièrement recouverts par la fausse membrane , présentaient un aspect jaunâtre. La muqueuse du fond de la gorge et de la partie supérieure de l'œsophage offrait la même teinte rouge livide , sur laquelle se détachaient de loin en loin, quelques granulations blanchâtres grosses comme des lentilles, d'apparence tuberculeuse , et contenues dans l'épaisseur même de la muqueuse que l'on apercevait distinctement se continuer au-dessus d'elles.

La glotte et le larynx étaient tapissés à l'intérieur d'une couche couënneuse jaunâtre très-peu épaisse et fort ramollie en général. Je ne pus en détacher qu'un seul lambeau d'une étendue suffisante pour présenter l'apparence d'une fausse membrane. Cette couche couënneuse ne dépassait pas le niveau des ventricules du larynx. La trachée-artère en était complètement exempte, et sa muqueuse était d'une teinte rosée blanchâtre tout à fait normale.

M'étant décidé à embaumer le corps de cet enfant par le procédé de M. Dujat, c'est-à-dire les injections arsenicales, je pratiquai à la partie supérieure du sternum une ouverture quadrilatère aux dépens de l'os pour mettre à découvert la crosse de l'aorte. Cette ouverture fut suffisante pour amener au dehors les deux poumons que je trouvai violacés à leur surface, et présentant l'un et l'autre un emphysème cellulaire très-développé.

Même en quelques points, l'air séparait la plèvre du parenchyme, et courait à la surface de ces organes sous le doigt qui les comprimait. Le parenchyme du reste n'était nullement engoué, et ne laissait écouler aucune sérosité lorsqu'on l'incisait.

Ce que cette observation présente de remarquable, ce n'est point la gravité de ses symptômes et la rapidité de sa marche vers une terminaison fatale. Il n'y a rien là qui étonne ceux qui ont lu ce qui a été écrit sur l'angine couënneuse, et qui l'ont observée dans les hôpitaux, mais c'est sa complication avec l'emphysème pulmonaire. Cette complication, ainsi que je l'ai dit en commençant, me paraît devoir être beaucoup plus fréquente que ne pourrait le faire croire le silence absolu de tous les observateurs sur ce point, parce que la rupture des vésicules et l'infiltration de l'air dans le parenchyme pulmonaire, est la suite nécessaire de l'obstacle que la fausse membrane du larynx apporte à l'accomplissement de la respiration.

En effet, dès que la couche couënneuse envahissant la glotte, est venue rétrécir encore ces parties déjà si étroites dans l'enfance, la respiration est devenue difficile et anxieuse. Mais dans l'acte respiratoire, on doit distinguer deux temps : le premier, dans lequel la poitrine se dilatant, l'air extérieur se précipite dans la trachée-artère, pour pénétrer de toutes parts le parenchyme pulmonaire et se mettre en contact avec le sang, c'est l'inspiration; le second temps, dans lequel, par le fait de l'élasticité des poumons, aidée par la contraction du diaphragme et l'abaissement des côtes, le résidu de l'air qui n'a point servi à l'hématose, parcourt de nouveau les mêmes voies, mais en sens inverse, c'est l'expiration. Or, pour peu qu'une cause mécanique, comme une fausse membrane, par exemple, vienne s'opposer au libre passage de l'air, on conçoit tout de suite que l'expiration se fera plus difficilement et d'une manière moins complète que l'inspiration. L'élasticité pulmonaire étant en effet dans ce cas, puissamment contrebalancée et même tout à fait neutralisée par la résistance de l'obstacle au retour de l'air par la glotte, celui-ci ne pourra être chassé du parenchyme que par une contraction active et puissante des muscles de la poitrine, et l'énergie de cette contraction devra être en raison directe du degré de cette résistance tandis que l'inspiration, [puissamment favorisée, selon moi, par la disposition infundibuliforme de l'arrière-gorge, se fait pour ainsi dire d'elle-même, dès que la poitrine a opéré dans cette cavité un vide qui aspire l'air ambient. Il doit donc y avoir dans le cas qui nous occupe inégalité de proportion entre l'air inspiré et celui que les poumons rejettent puisque celui-ci a plus de peine à franchir l'obstacle que le premier. Les vésicules pulmonaires ne se vidant pas complètement à chaque inspiration, finissent par se distendre, et l'emphysème commence.

Cette théorie, qui du reste ne doit s'appliquer qu'aux cas de dyspnées dépendantes d'obstacles au passage de l'air dans les voies respiratoires supérieures, cette théorie, dis-je, me semble si évidente que je ne puis m'empêcher de penser que le défaut seul d'attention sur ce point est cause qu'on a noté si rarement cette complication des angines pseudo-membraneuses des voies respiratoires. Les lésions dont l'arrière-gorge et le larynx sont le siége dans ces angines, sont tellement graves et suffisent si bien pour expliquer tous les accidents qu'il n'est point étonnant que les observateurs n'aient pas poussé plus loin leur examen. Mais il me paraît probable qu'une fois l'attention provoquée sur ce point, on constatera l'existence d'un emphysème pulmonaire dans un grand nombre de cas, tant le développement de cet état morbide des poumons me paraît être une conséquence nécessaire de la présence d'un obstacle gênant mécaniquement le passage de l'air dans les voies respiratoires.

Et à cette occasion, je rappelerai que dans la belle opération de trachéotomie, pratiquée dans l'été de 1840 par le docteur Bonnet, chirurgien en chef de l'Hôtel-Dieu, chez un jeune enfant de la place de la Comédie, pour extraire un noyau de pruneau qui séjournait déjà depuis dix jours dans la trachée artère, près de la bifurcation des bronches, cet habile praticien m'a dit avoir constaté par l'auscultation et la percussion de la poitrine, l'existence d'un emphysème vésiculaire des poumons, qui déjà arrivé à son plus haut degré de développement au moment de l'opération, a persisté avec assez d'opiniâtreté après que celle-ci a été faite, et n'a pas peu contribué à retarder la guérison qui cependant est venue à la fin couronner dignement les soins éclairés qu'il avait prodigués à son malade.

Cependant, comme il serait téméraire de conclure d'un seul fait, je me borne, en terminant, à exprimer le vœu que les praticiens fixent leur attention sur ce point, si de nouveaux faits viennent confirmer la fréquence de l'emphysème pulmonaire à la suite des croups et autres angines couënneuses gênant mécaniquement la respiration. Ce ne sera point seulement un fait curieux de constaté, ce sera encore la source de conséquences pratiques fort importantes. Les partisans de la trachéotomie y trouveront un argument de plus pour recommander qu'on la pratique de bonne heure, afin de prévenir cette lésion secondaire qui n'en est pas moins fort grave par elle-même, et qui à elle seule constitue une maladie toujours longue et difficile à guérir.

Une fois les voies respiratoires ouvertes, et la respiration rétablie par une ouverture artificielle, on y trouvera encore une raison pour ne pas concentrer uniquement son attention sur la muqueuse malade, mais s'occuper en même temps de l'état des poumons, qui heureusement sera toujours facile à reconnaître à l'aide de l'auscultation et de la percussion réunies. Il est inutile de dire combien le traitement consécutif devra varier suivant qu'on constatera ou non cette lésion du parenchyme pulmonaire. Les poumons, en effet, une fois distendus par l'air, perdent promptement leur contractilité, et resteraient emphysémateux si l'on ne cherchait à réveiller leur énergie par des médicaments incisifs qui paraissent avoir une action spécifique sur eux, tels que le polygala, la scille, l'oxymel scillitique, le savon médicinal, etc.; tandis que si cette complication n'existe pas, le médecin n'aura à s'occuper qu'à chercher dans la classe des astringents ou des cathérétiques, des modificateurs assez puissants pour changer le mode de vitalité de la membrane malade, et détruire cette tendance qu'ont toujours les pseudo-membranes à se reproduire, origine exclusive de l'excessive gravité de cette classe d'angines.

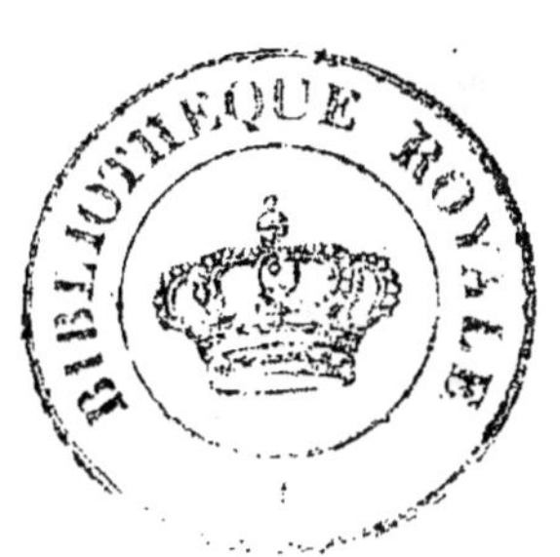